U0062121

大人照顧者

⑧

走失篇

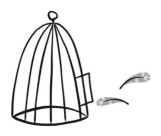

編者的話

文：陳曉蕾

很多照顧者，是等到被照顧者走失，才發現原來可能患有認知障礙症。

在走失的過程裡，照顧者一般都反應不過來，急忙在社交媒體散播消息，而之後就會想盡辦法預防，甚至不惜把被照顧者困在家裡。

這本書首先會評估走失的風險，然後收集專家意見，可以預先準備，記者亦實測市面上可以買到的防走失科技產品。採訪過後發現，產品其實都各有局限，更需要是社會不同層面的協助。

在台灣，警方會與社會局和衛生局合作，定期到長期照護中心、醫療機構等蒐集認知障礙症長者的指紋。在南韓，由警方成立「行蹤不明者搜索中

心」，並讓家屬選擇可以主動把患者的指紋和臉部辨識記綠入檔案。

在香港，個別警區也有警員接受者智圍等機構培訓，認識認知障礙症人士的走失問題，但會否全面收集患者資料，顯然在香港會有不同意見。而難得九巴公司在手機程式增加「尋人啟示」功能，只要提供認知障礙症人士個人資料及其八達通號碼，當患者在巴士使用八達通，就會有提示聲音，讓司機留意。

認知障礙症人士的數目一直增加，走失的情況亦預期愈來愈多，唯有靠大家一起了解，建立認知障礙症友善社區，才能應付眼前的挑戰。

目錄

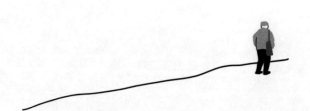

1 ｜ 走失風險評估

Shirley 一家逢星期日都會由屯門乘車到天水圍某酒樓飲茶，向來都是爸爸一早去等位，再打電話叫太太和子女出門。那時爸爸已確診認知障礙症一年，但家人以為他對這路線這樣熟悉，閉上眼也不會走錯，加上懂得用手提電話，所以一直放心。沒想到兩三年前的一個星期日，家人等不到電話，致電才發現爸爸忘記怎樣去酒樓。

這次走失對全家就像當頭棒喝：認知障礙症的病徵包括走失，但往往待事情發生才知道問題嚴重。

三萬人走失

賽馬會耆智園 2021 年關於認知障礙症人士走失情況的問卷調查顯示，超過三成受訪者表示，家中的認知障礙症親人曾經走失。以香港認知障礙症人士數目估算，即約有三萬多人有走失情況。

2010 年的研究亦指出：認知障礙症人士走失的機率可高達三成，當中超過一半人在超過一小時後才被尋回。

近一成走失人士於尋回後被發現身體有損傷，同時有接近三成人在過程中受到驚嚇，超過四成的家人擔心走失事件再度發生。

九個走失風險

要快速辨析親人的走失風險，香港認知障礙症協會和耆智園都指出可以觀察他們的行為，如曾有以下其中一樣經歷，即有走失的風險：

1. 外出的時間比以往長、回家時間較正常晚，反映他們需要較長時間找路回家。

2. 經常重複在同一地點來回行走，但不能清楚告知欲前往何處。

3. 忘記如何前往熟悉的地方，例如常去的茶樓、街市等。

4. 重複到訪同一店舖，反映他們可能已不太能掌握周邊的社區環境。

5. 忘記如何返回剛剛身處的位置，例如到餐廳吃飯
   期間，前往洗手間後未能返回原本的座位。

6. 未能說出正確的住址、當時身處的位置或當天曾
   去的地方。

7. 難以識別家中的睡房、浴室或客廳等位置。

8. 開始出現日夜顛倒的情況，半夜起床活動，有可
   能於家人熟睡時離家。

9. 於人多的地方表現焦慮，不時坐立不安。

走失的風險

日期　　　　　　點解走失？

日期　　　　　　點解走失？

日期　　　　　　點解走失？

點樣搵返？

點樣搵返？

點樣搵返？

社區走失風險評估

香港耆康老人福利會的網站「樂回家」提供預防長者走失方法，並有織嘜、手鏈、電話繩、吊墜等預防走失物品可以訂製。

網站並有兩個快速測試，一個是「認知能力自我篩查」，另一個就是「社區走失風險評估」，共有 38 條問題，完成後，系統會即時得出評分。

在滿分 190 分中，如取得 68 分或以上，顯示有走失風險，需作預防。如取得 67 分或以下，即未有明顯的走失風險，照顧者可繼續留意長者日常生活狀況，若其認知能力衰退或開始對熟悉環境感到陌生，便要提高警覺。

為什麼離家遊走？

1. 不安的情緒

當患者感到不安、焦慮，即使身處熟悉的地方也有可能堅持離開。另外，對陌生環境感到恐懼時，他們可能會四處徘徊或漫無目的地遊走，但當習慣新環境，遊走行為就會減少。

2. 判斷力減弱

認知障礙症患者因判斷力減弱，容易顛倒日夜生活規律，例如會把半夜當作黎明而要求外出，甚至要上班工作。

3. 短期記憶力減退

遊走可能與短期記憶力的減退有關，例如患者計劃外出購物，但在途中忘記目的地。

4. 緬懷過去

當患者的記憶力退化到只剩下年輕時的片段，便會意圖尋找過去的人、物或地方，例如已去世的配偶、失去的朋友，或者他年幼時的居所。可是卻失去方向感，因而導致遊走。

5. 抒發悶氣

隨著病情惡化，即使是很短的時間，患者也很難集中精神。遊走可能是他們打發時間、逃避參與不喜愛的活動，或離開侷促地方的方法。

照顧筆記

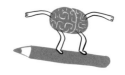

被照顧者的情況

留意事項

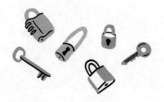

2 ｜ 防走失科技產品

自從 Shirley 發現爸爸連每個星期都會去的酒樓也忘記了在哪裡，她開始不放心讓爸爸一個人出門。曾經直接反鎖鐵閘，左遮右掩地用過不同大小的鎖頭、鎖鏈，每次與爸爸回家，都要比他走得快，不讓他開門發現。

爸爸要出門嗎？那就要立即阻止，安排家務分散他想出去的念頭。有一次來不及，爸爸開門看見鐵閘有鎖鏈，嚇得要報警，以為無故被街外人鎖著。「鎖閘始終不能長久，這樣對爸爸，就像軟禁。」Shirley 於是上網搜尋各種防走失裝置。

防走失科技

耆智園的研究指出：認知障礙症家人走失後，接近九成受訪照顧者都曾經外出尋找，三成家人會致電親友求助，只有約三成受訪者會報警求助，兩成則會請鄰里或大廈保安幫忙。

「社會不斷進步，但在過去十多年來仍未有方法可減低腦退化症人士走失的風險；而更甚的是在長者走失事件發生後，部份照顧者會為了防止家人再次走失，禁止他們單獨外出甚至會鎖上大門，但這並非治本的方法。」耆智園總監郭志銳建議：「我們鼓勵家人應在時間及資源許可下，抽時間陪伴長者外出或參與日間護理服務，和充份運用資訊科技去協助家人在社區內活動。」

市面上防走失的科技產品包羅萬有，技術由藍牙至衛星定位追蹤，價錢由幾十到幾千也有，部份還要到電訊商上台。究竟哪些裝置最適合照顧者和身邊的患者？

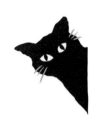

藍牙

產品例子：藍牙隨身扣

藍牙裝置可以讓智能手機短距離偵測其訊號，例如將藍牙隨身扣扣在患者的隨身物品上，照顧者可以透過手機看到患者的所在位置。

傳統藍牙裝置的偵測範圍較小，最新的藍牙裝置能連結附近裝置的藍牙，擴大搜索範圍網絡。即使患者跨區走失，也能顯示他所在的位置，缺點是無法做到即時定位。

定位系統

產品例子：追蹤器、手錶、電話等

將定位系統裝置放在患者身上，例如佩戴追蹤手錶，照顧者可以透過手機看到患者的所在位置。

定位裝置追蹤的範圍普遍較藍牙裝置大，即使患者跨區走失，定位系統例如衛星定位、電訊商訊號發射站等，也能顯示他所在的位置，缺點是這類裝置需要頻繁充電。定位的準確度和更新頻率，就取決於不同電訊商。

紅外線

產品例子：門窗開關感應器

當紅外線裝置感應到光線或接觸面變化，便會發出通知。例如貼在門窗邊沿，當感應到門窗開關時會發聲響，讓在家的照顧者立即追截，防止患者走失。

Wi-Fi

產品例子：智能管家（互動視像錄影）

Wi-Fi 技術支援的工具，例如家居監視器，可讓照顧者短暫外出時於手機觀看視像。當發現患者突然獨自離家，便可通知管理員或鄰居攔截。家中需要有穩定網絡，照顧者可以間中出門。

香港適用的產品

藍牙隨身裝置

1. 傳統藍牙隨身扣

患者活動能力：活動能力較弱，只能與照顧者外出，獨自在外會迷路

社交：患者接受別人有機會知道自己被追蹤

性情：患者願意戴飾物、額外裝置，或不願意戴飾物，但接受可隱藏的裝置

照顧情況：照顧者較多時間在患者身邊

居住情況：患者與照顧者同住

當患者離開照顧者一定距離時，照顧者可利用裝置協助尋回患者。

2. 賽馬會耆智園 「守護蹤」

患者活動能力：不論活動自如，或活動能力弱、少外出都適合使用

社交：患者不想別人有機會知道自己被追蹤

性情：患者願意戴飾物、額外裝置，或不願意戴飾物，但接受可隱藏的裝置

照顧情況：照顧者較少時間在患者身邊，如同住但日間要上班，或不同住

居住情況：不論患者是否與照顧者同住

守護蹤有三款設計，分別是鎖匙扣、柺杖支撐架和卡片，照顧者可因應長者的生活習慣選擇。由於採用了低耗電藍牙技術，守護蹤的電量可使用一年，電量低於 20% 時，可帶同舊裝置到派發中心換新。要注意的是，只有符合五個條件才可申請免

費領取，包括年滿 50 歲或以上、已確診認知障礙症，或經社工進行評估後確認有認知能力退化，詳情可查閱耆智園網站。

當患者走失，照顧者可憑「友里蹤跡」手機應用程式發出「走失報告」，其他用戶便會收到通知，一同尋人。此外，照顧者可查看偵測裝置的藍牙訊號，得知患者所在的大概位置。守護蹤亦會收集患者的出行數據，如常去的地方、不同地方的逗留時間等。

現有五個大型巴士站裝設可偵察守護蹤訊號的藍牙定位裝置「天使盒子」，如患者路經沙田市中心巴士總站、屯門市中心巴士總站、尖沙嘴碼頭巴士總站及屯門公路轉車站（往屯門和往九龍方向），盒子可於 30 米範圍內偵察守護蹤訊號。

3. Apple AirTag

患者活動能力：不論活動自如，或是活動能力弱、少
外出都適合使用

社交：患者不想別人有機會知道自己被追蹤

性情：患者願意戴飾物、額外裝置，或不願意戴飾物，
但接受可隱藏的裝置

照顧情況：照顧者較少時間在患者身邊，如同住但日
間要上班，或不同住

居住情況：不論患者是否與照顧者同住

　　AirTag 重 11 克，大小與五元硬幣相若，可放
在患者的隨身物品上。照顧者需使用 iOS 14.5 或
以上的 iOS 裝置，然後透過 iOS 裝置專用手機應
用程式「Find My」，查看患者方位及距離，或使

AirTag 發出聲響，近距離找回患者。但由於欠缺即時定位技術，若患者不斷走動，會影響準繩度。

　　當患者離開照顧者一段距離，AirTag 會間隔性地發出超寬頻（UWB）或藍牙訊號，讓附近支援「Find My」功能的 iOS 裝置偵測 AirTag 位置。電池壽命約一年，可換電（CR2032 電池）。不過，Apple 公司表明只建議用於尋找隨身物品，不建議用在其他人身上。

　　官方售價單個 $239，四個裝 $799，實際售價以 Apple 公司網站為準。

---

4. Samsung Galaxy SmartTag / SmartTag+

患者活動能力：不論活動自如，或是活動能力弱、少外
出都適合使用

社交：患者不想別人有機會知道自己被追蹤

性情：患者願意戴飾物、額外裝置，或不願意戴飾物，
但接受可隱藏的裝置

照顧情況：照顧者較少時間在患者身邊，如同住但日間
要上班，或不同住

居住情況：不論患者是否與照顧者同住

　　Samsung Galaxy SmartTag 重 13 克，比五元
硬幣略大，裝飾上有洞，方便穿在鎖匙包等隨身物
品上。照顧者須使用 Android 8.0 或以上作業
系統的 Samsung Galaxy 智能手機，然後透過
「SmartThings」手機應用程式尋找患者。手機畫

面會顯示連接 SmartTag 的訊號強弱，用來判斷與患者的距離。照顧者亦可以指令 SmartTag 發出聲響。

而最新版 SmartTag+ 則附加「相機搜尋」功能，照顧者可根據畫面上箭頭尋找患者的位置，需要使用 Samsung Galaxy S21 手機系列才可使用此功能。

當患者離開照顧者一段距離，SmartTag 會間隔性地發出藍牙訊號，讓附近的 Samsung Galaxy 裝置偵測 SmartTag 位置。電池壽命約 300 天，可換電（CR2032 電池）。

SmartTag 官方售價單個 $238，兩個裝 $398，四個裝 $688。SmartTag+ 官方售價單個 $328，兩個裝 $528。實際售價以三星官方網站為準。

定位系統

---

1. 長者安居協會第四代平安手機

患者活動能力：不論活動自如，或是活動能力弱、少外出都適合使用

社交：患者接受別人有機會知道自己被追蹤

性情：患者不願意戴飾物或額外裝置

習慣：患者記得帶手機出門

使用電話能力：能用舊式手機、不會忘記掛線

照顧情況：照顧者較少時間在患者身邊，如同住但日間要上班，或不同住

居住情況：患者非獨居，或獨居但會記得充電

　　照顧者可透過「智安心」手機應用程式，查看患者手機的大約位置及電量，如患者走失，照顧者

可聯絡長者安居協會。另設有「防火牆」功能，可攔截非電話簿內的電話，避免長者接收到推銷或詐騙電話。

一按手機上的 SOS 鍵，手機便會直通 24 小時「一線通平安鐘」服務熱線中心，如患者超過一天沒有使用手機，熱線中心會主動聯絡患者及照顧者，確保用戶安全。若照顧者或中心在三分鐘內致電患者三次而無人接聽，可遙距接通手機，直接呼喚患者。當手機電量低於 20%，熱線中心會致電提醒患者為手機充電。

月費 $198，需要先繳付 $672 機價，其後分24 個月回贈，扣除後月費為 $170。最短使用期為兩年，實際價格以長者安居協會網站為準。

2. SmarTone「智關愛守護」服務 連 Swissvoice C50s 智能手機

患者活動能力：不論活動自如，或是活動能力弱、少外出都適合使用

社交：患者接受別人有機會知道自己被追蹤

性情：患者不願意戴飾物或額外裝置

習慣：患者記得帶手機出門

使用電話能力：能用智能手機、不會忘記掛線

照顧情況：照顧者較少時間在患者身邊，如同住但日間要上班，或不同住

居住情況：患者非獨居，或獨居但會記得充電

照顧者使用手機應用程式，可掌握長者實時位置及行蹤，也可設定範圍警示，每當長者進入或離開指定範圍，就會收到應用程式通知。

智能手機和附屬手環上有 SOS 鍵，一按便會向最多五位指定聯絡人撥打求救電話及發送短訊，以及收到附有長者所在位置的通知。

另外，當長者長時間未有接聽來電，照顧者可透過應用程式，讓長者的智能手機自動接聽電話，通話後更可啟動視像功能觀察現場情況。長者不出門時，可把智能手機放在底座上作為攝影機，隨時了解長者的生活狀況。

服務只限 SmarTone 指定月費客戶，月費 $48 為基本組合，毋須簽訂合約，實際價格以 SmarTone 網站為準。

3. 中國移動「366 智能平安關愛服務計劃」連 4G 智能手錶 SA3

患者活動能力：不論活動自如，或是活動能力弱、少外出都適合使用

社交：患者不想別人有機會知道自己被追蹤

性情：患者願意戴飾物或可見裝置

使用電話能力：患者不會用電話

照顧情況：照顧者較少時間在患者身邊，如同住但日間要上班，或不同住

居住情況：患者非獨居，或獨居但會記得充電

照顧者可使用 Andriod 手機應用程式「i 愛你用戶端」掌握長者實時位置及行蹤，並與長者進行語音通話。當長者按下 SOS 鍵，便會立即接駁 24 小時服務熱線中心，職員會視乎長者需要聯絡照顧者或打 999 送院。

　　另外，智能手錶有健康監測功能，可以 24 小時監察長者的心率、血壓和步數；透過藍牙連接血氧機後，可以記錄血氧含量。這些數據會上載至手機應用程式，讓照顧者隨時查閱。

　　原價 $2,088，上台可享零機價，月費 $108，合約期為 24 個月。實際價格以中國移動網站為準。

4. 長者安居協會「智守護」手機應用程式

患者活動能力：不論活動自如，或是活動能力弱、少外出都適合使用

社交：患者不想別人有機會知道自己被追蹤

性情：患者不願意戴飾物或額外裝置

習慣：患者記得帶手機出門

使用電話能力：能用智能電話，不會忘記掛線

照顧情況：照顧者較少時間在患者身邊，如同住但日間要上班，或不同住

居住情況：患者非獨居，或獨居但會記得充電

「智守護」是收費手機應用程式，讓照顧者查看患者的大約位置，如患者走失，照顧者可聯絡長者安居協會。好處是外人完全不會察覺患者有用追蹤器。

程式也會提示患者服藥時間，及以圖片提示患者服藥種類，並有專人安排預約門診。月費 $168，合約期一年。實際價格以長者安居協會網站為準。

5. 東華三院「腦友導航」手機應用程式

患者活動能力：不論活動自如，或是活動能力弱、少外出都適合使用

社交：患者不想別人有機會知道自己被追蹤

性情：患者不願意戴飾物或額外裝置

習慣：患者記得帶手機出門

使用電話能力：能用智能電話，不會忘記掛線

照顧情況：照顧者較少時間在患者身邊，如同住但日間要上班，或不同住

居住情況：患者非獨居，或獨居但會記得充電

「腦友導航」是由東華三院社會服務科推出的免費程式，使用前需登記電郵、電話號碼，並標明為照顧者或被照顧者。照顧者之後需要在被照顧者的手

機,綁定照顧者的電郵(可多於一位)。綁定後,照顧者可隨時追蹤被照顧者的位置及其最後更新時間。

照顧者可為被照顧者設定「地理圍欄」,活動範圍由 250 米至 3,000 米不等,當被照顧者超出限定範圍,應用程式就會通知照顧者。

照顧者可隨時向被照顧者發出慰問通知,被照顧者可即時按「我很好,不用擔心」的按鈕回應,或按「致電回覆」,或在聊天室用文字簡單回覆。

患者一旦走失,照顧者可呈報失蹤人士資料,包括姓名、年齡、相片、活動能力等,讓其他用戶協助搜尋。程式也設有照顧貼士、服藥提示及認知訓練小遊戲等功能,詳情可下載網上版操作手冊。

Android 版　　iOS 版

6.「家庭定位器 Life360: Find Family & Friends」應用程式

患者活動能力：不論活動自如，或是活動能力弱、少外出都適合使用

社交：患者不想別人有機會知道自己被追蹤

性情：患者不願意戴飾物或額外裝置

習慣：患者記得帶手機出門

使用電話能力：能用智能電話，不會忘記掛線

照顧情況：照顧者較少時間在患者身邊，如同住但日間要上班，或不同住

居住情況：患者非獨居，或獨居但會記得充電

語文程度：能閱讀簡單英語

「家庭定位器 Life360」能建立群組，群組內的成員都可以在手機看到其他人現時位置、最後回報位置的時間，甚至是對方手機的電量，當手機電量低於 10%，將會收到通知。程式並不受地域限制，就算身處海外，只要能連接全球定位系統和手機網絡，都可以知道群組內成員的位置，適合已移民子女觀察留港父母的行蹤。

用戶還可以登記住址和常去地方的位置，當成員到達和離開指定地點後，群組內的成員手機會收到通知，但免費版最多只能開啟兩個地點的通知功能。

當遇上緊急情況，患者可按中間的「＋」圖示，按下 Help Alert，十秒後就會記錄患者最後位置，並同時向群組內其他成員發出求救訊號。

由於應用程式需要長時間運作背景功能，因此

安裝後耗電量會增加。部份進階功能（30 天行蹤紀錄、每周行蹤報告、駕駛報告）需要付費，月費 $33，直接繳付一年費用可享折扣，即 $313。應用程式介面只設英文版。

Android 版　　iOS 版

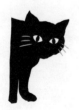

7. SmartSole 追蹤鞋墊

患者活動能力： 不論活動自如，或是活動能力弱、少外出都適合使用

社交： 患者不想別人有機會知道自己被追蹤

性情： 患者不願意戴飾物，但接受可隱藏的裝置

照顧情況： 照顧者較少時間在患者身邊，如同住但日間要上班，或不同住

居住情況： 患者非獨居，或獨居但會記得充電

　　照顧者可遙距追蹤患者所在位置，可以完全隱藏追蹤器，甚至瞞過不願被追蹤的患者，不過要留意患者會否換鞋出門。鞋墊要透過網購購買，價格逾二千，另需配備 SIM 卡。實際價格以 SmartSole 官網為準。

Wi-Fi 裝置

監控鏡頭 / 智能管家
患者活動能力：活動能力較弱，只能與照顧者外出，獨自在外會迷路
照顧情況：照顧者較少時間在患者身邊，如同住但日間要上班，或不同住
居住情況：患者獨居

　　照顧者定期觀察，發現患者外出就即時追蹤，或者通知大廈管理員幫忙。

紅外線

遠紅外線裝置：門窗開關感應器

患者活動能力：活動能力較弱，只能與照顧者外出，獨
自在外會迷路

照顧情況：照顧者較少時間在患者身邊，如同住但日
間要上班，或不同住、只間中見面

居住情況：患者非獨居

當患者出門，紅外線裝置可即時通知照顧者。

以不同裝置互補不足

不同類型的產品都各有優點和缺點，建議照顧者可同時使用不同類型的防走失裝置，例如追蹤手錶或電話耗電量較大，需要較常充電，配合耗電量較低的藍牙裝置，就可以互補不足。

照顧者使用時也要考慮長者的生活習慣，例如想選擇追蹤手錶，但長者不喜歡戴手錶，照顧者可以考慮剪去錶帶，然後將裝置放在患者的裇衫衣袋裡。

選購產品的四大因素

1. 家人患病的程度

例如活動能力、需受保護的程度、能否使用電話等。

2. 患者的生活習性

例如平日會否戴錶、手機或額外裝置出門、會否把不熟悉的隨身物品丟棄、會否介意其他人知道自己被追蹤、會否記得為裝置充電等。

3. 照顧者的照顧時間

例如照顧者會否 24 小時在患者身邊，還是照顧者平日要上班，患者有機會獨留家中等。

4. 科技支援

例如家中有沒有無線網絡設備，支援如家居視訊監察等工具。

STORY
預早教用平安手機

　　Maggie 患有認知障礙症的爸爸行動自如，會自行外出但常認錯路，Maggie 於是上網蒐羅及嘗試不同防走失產品。她曾參加平安手機講座，然而平安手機要記得按鍵才能收線，不適合健忘的爸爸；她也試過追蹤手錶，但爸爸喜歡戴珍藏靚錶，難確保他肯改變。

　　最後 Maggie 找到一部有衛星定位、可登入追蹤位置的摺疊式手機，合上電話就收線，那就不用怕爸爸忘記按鍵。爸爸的認知障礙症已到中期，在家中稍有不安都會「離家出走」，又不時忘記回家的路，幸好他出門必定會帶上電話。每次他出門，媽媽就通知 Maggie 用手機程式追蹤，一看便知

他在哪裡，全家都安心。等到爸爸打電話來說要吃飯，媽媽才去會合。

Maggie 說：「幸好在患病初期便教會爸爸使用新的手提電話，若現在他病情達中期才教他，肯定學不懂。那就連追蹤電話也無法用了。」

照顧者大大聲：

照顧者法寶：出門常備篇

影片：

照顧筆記

曾經使用過的防走失產品

效果

曾經使用過的防走失產品

效果

曾經使用過的防走失產品

效果

曾經使用過的防走失產品

效果

曾經使用過的防走失產品

效果

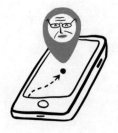

3 ｜ 實測兩大藍牙裝置

大銀團隊實測了兩款藍牙隨身裝置，包括 Apple 的 AirTag 及 Samsung 的 SmartTag。

過往的藍牙裝置偵測訊號的距離較短，這兩款裝置聲稱能透過連結其他智能手機的藍牙，擴大搜尋網絡。究竟哪個比較準確易用？在不同場所的效果怎樣？能否成功尋人呢？

1. 商場近距離尋人

　　商場屬室內地方，而室內定位技術未成熟，要尋回走失人士的難度較高。我們挑選了旺角朗豪坊作為測試地點。

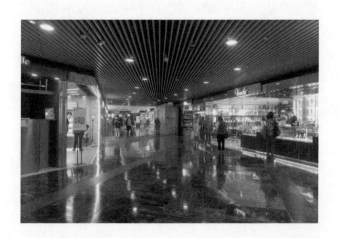

模擬認知障礙症人士在照顧者附近走失數十米

我們先試用 AirTag 及 SmartTag 的響鬧功能，嘗試即時找回患者。

AirTag 可使用響鬧功能的距離，大約是離 iPhone 約 20 米，發出的聲音較高頻刺耳，附近如果有人說話未必能清晰聽見。

SmartTag 可使用響鬧功能的距離，大約是離 Samsung 智能手機約 40 米，發出的聲音較響亮，還有大小兩級聲量可以選擇，較容易找回走失者。

模擬認知障礙症患者離開照顧者兩分鐘

患者和照顧者起初都在朗豪坊的二樓，其後患者離開照顧者兩分鐘，到達同層的電梯大堂。

兩款裝置都不能準確顯示患者的位置。

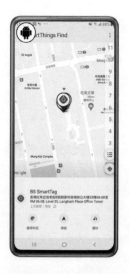 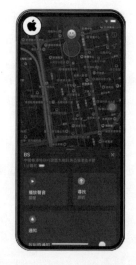

SmartTag 錯誤將患者的位 AirTag 只顯示朗豪坊的地
置定在朗豪坊 35 樓 址，即亞皆老街 8 號

然後，照顧者開啟 AirTag 和 SmartTag 的尋找功能，SmartTag 率先收到訊號，之後是 AirTag。照顧者再配以兩款裝置的響鬧功能，成功尋回患者。

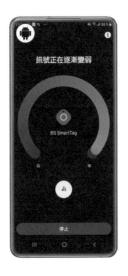

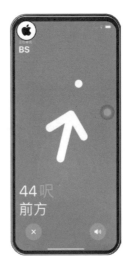

Samsung 智能手機會顯示　　iPhone 會顯示方向和距離
接收到訊號的強弱

當 AirTag 訊號夠強，iPhone 就會直接顯示出方向和距離；Samsung 手機用戶如想有類似功能，就要使用 SmartTag+ 和 S21 系列的手機，以手機相機畫面提示方向。

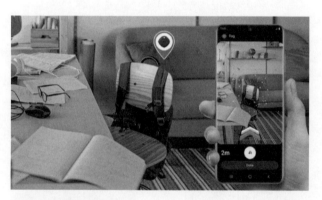

Samsung 官方展示圖

2.街市近距離尋人

相比起商場，街市人流更多。我們挑選了旺角
亞皆老街街市作為測試地點。

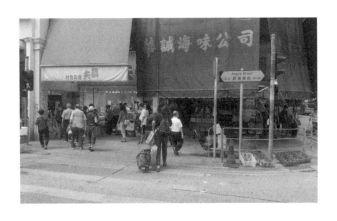

模擬認知障礙症患者離開了照顧者約五分鐘

患者到達離亞皆老街街市兩個街口距離的旺角道和新填地街交界，照顧者開始尋人：

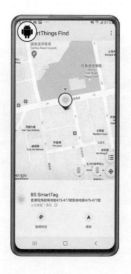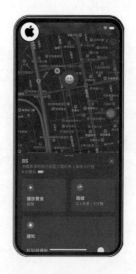

照顧者未出發尋人，Smart-Tag 已成功準確定位患者的所在位置

照顧者已成功尋回患者（圓點位置），AirTag 的定位仍然留在原地（笑哈哈的位置）

然後，照顧者再開啟 AirTag 和 SmartTag 的尋找功能，同樣是 SmartTag 先收到訊號，之後是 AirTag。在照顧者和患者的距離只有十幾米時，AirTag 的尋找功能就突然顯示未能連接伺服器，SmartTag 一直沒有斷線，訊號較穩定。

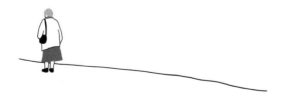

3. 公園近距離尋人

在人少的地方，藍牙裝置的效果又如何？我們挑選了九龍公園作為測試地點。

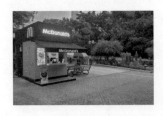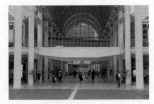

模擬認知障礙症患者離開了照顧者約五分鐘

患者離開約五分鐘，由原先九龍公園麥當勞小食亭往北走，到達九龍公園游泳池。AirTag 一直未有更新位置；SmartTag 曾經一度正確顯示患者向北走，但不久又錯誤定位至南邊的位置。

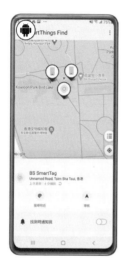 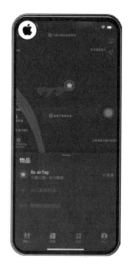

SmartTag 錯誤定位至南邊　　AirTag 一直未有更新位置

　　然後照顧者開啟裝置的尋找功能。同樣是
SmartTag 先收到訊號，AirTag 明顯較遲。

4. 遠距離即時定位

　　有關裝置能夠透過連結其他智能手機的藍牙，擴大搜尋網絡。當認知障礙症患者離開照顧者一段較遠的距離，裝置又能否發揮尋人功能？

模擬認知障礙症患者乘搭交通工具

　　患者在晚上 7 時 43 分從觀塘泳池出發，乘搭巴士到將軍澳尚德廣場，並於晚上 8 時正抵達。

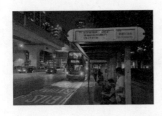 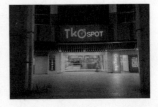

在 17 分鐘的車程裡，SmartTag 和 AirTag 一直未更新患者位置。當患者即將下車時，SmartTag 率先更新正確位置，在患者下車後約兩分鐘，AirTag 亦能更新正確位置。

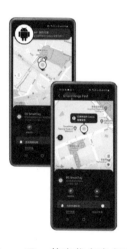

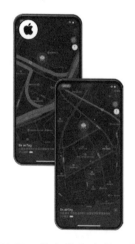

SmartTag 的定位在患者下車前一分鐘，成功定位尚德總站

AirTag 的定位在患者下車後兩分鐘，成功定位尚德總站

實測總結

整體而言，AirTag 和 SmartTag 在即時定位方面，表現不算理想，只能用來追蹤患者大概行蹤及位置。

從測試結果顯示，SmartTag 的響鬧功能、搜尋功能及遠端離線定位功能，似乎都略勝 AirTag，但分別不算太大。尤其是遠端離線定位功能，AirTag 和 SmartTag 都是利用第三者的手機協助傳輸其即時位置，效果要視乎走失者附近哪一個手機平台有較多人使用。亦因如此，它們在人多的地方發揮到的效果會更理想。

* 以上實測結果或受環境因素影響，只代表測試當日的情況，僅供參考。

照顧筆記

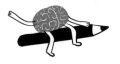

耆智園：友里蹤跡

AirTag 和 SmartTag 的設計主要是尋物，並非用於尋人，耆智園就與香港科技大學合作，設計專門用作尋找認知障礙症人士的藍牙裝置「守護蹤」，讓下載了「友里蹤跡」手機應用程式的人士，幫忙偵測在附近走失而備有守護蹤的長者，並將其位置通報照顧者。

負責研發的香港科技大學計算機科學及工程學系教授陳雙幸解釋：「守護蹤的設計意念，就是將尋人這件事擴散到每人都可參與。」他相信香港人大多願意提供協助，但往往因未能在短時間辨認陌生的走失者等因素而未能幫忙。

守護蹤採用較新的眾包技術(crowdsourcing)，已下載程式的市民，只需開啟藍牙和位置權限，即

可加入尋人網絡，毋須記住走失者的樣貌或刻意在街上尋找。

守護蹤並非定位裝置，因此在一般情況下，只有與已連結的手機距離 30 米至 50 米內，應用程式才會更新位置。但開啟「走失模式」後，程式就會持續收集附近手機發放的訊號，更容易更新位置，和 AirTag 及 SmartTag 的遠端定位功能類似。

陳雙幸表示，雖然守護蹤同樣是透過藍牙短距離偵測技術來記錄和顯示位置，但由於是專門設計用作尋找認知障礙症人士，其後台會收集用戶數據，如常去的地方、於不同地方的停留時間等，當患者走失時，可利用這些數據尋人。

耆智園又與香港電訊合作，在全港超過 50 間 HKT、csl 及 1O1O 門市店舖的部份陳列手機內，預先下載友里蹤跡程式，當附近有走失者時便可發

放訊號至雲端，增加成功尋人的機會。

　　至 2022 年初，友里蹤跡程式已超過二萬人下載，當中約一成是照顧者。九巴已在五個大型巴士站（沙田市中心巴士總站、屯門市中巴士心總站、尖沙嘴碼頭巴士總站及屯門公路分別往屯門及九龍的轉車站）裝設可追蹤守護蹤訊號的「天使盒子」。

　　陳雙幸希望能在更多公共地方如交通燈柱等安裝天使盒子，在固定位置追蹤藍牙訊號，建立更完善的網絡，提升追蹤效率。此外，他還研究讓照顧者透過天使盒子設置「地理圍欄」，當患者離開指定範圍便會通知照顧者。

Android 版　　iOS 版

照顧筆記

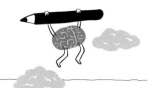

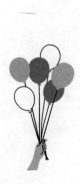

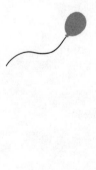

4 | 香港點尋人？

銀仔曾經每周在大銀的面書撰寫專欄「我的老爸」。她的老爸患有認知障礙症，慣性喊走，反反覆覆挽留無數趟不果，家人終於協議不再阻止老爸獨自步出家門。雖然，心裡都明白可能出現的惡果是什麼……

「我們不能困著老爸，不能綑綁他，不能 24 小時鎖門。老爸行動自如，他懂得解鎖，我們亦沒權困住他。」銀仔唯有耐著性子和媽媽解釋：「老爸唔認得你，唔認得屋企，唔認得這個家，你強留他，只會引起他的反感，你倆的情緒只會更高漲、更激動。」

　　因為媽媽有高血壓，銀仔很擔心自己不在家的時候，媽媽會因阻止爸爸外出，情緒太激動而出事。「讓他出外走走，找找已死的阿爺阿嫲、唔存在的朋友、已遷拆的舊居，不是壞事啊，就讓他透透氣，希望他會快些回到現代。況且老爸過馬路時，仍然懂得等待車輛停定才走過斑馬線，他知道危險的。醫院檢查時，都說他邏輯推理冇問題。他回過神來致電你時，如果他又忘記怎樣回家，你再找我們處理吧。」她竭力遊說老媽。

　　而後來爸爸真的走失。

尋人八步

　　根據耆智園認知障礙症人士走失情況的問卷調查，儘管照顧者使用電子設備聯繫或尋找認知障礙症親人的比例有所提升，例如使用手提電話（33.9%）或電子追蹤設備（28.5%）等，但比例仍然偏低。相比 14 年前的調查，患者走失的比例微升，反映即使近年更多照顧者利用科技預防，但患者仍然會走失。

一旦走失，照顧者如何應對？綜合社福機構建議：

第一步：科技定位

如果有用藍牙或定位裝置，先查看這些裝置的資訊。

第二步：查問親友

立即聯絡有可能知道患者行蹤的人，包括親友、鄰居、街坊，甚至大廈保安員，並向他們查詢有否及何時見過長者。如果行蹤不明，馬上報警。

第三步：準備資料

尋人需要患者的近照和特徵資料，最好預早準備，並至少每半年更新一次。

耆康會「樂回家」網站製作了「長者資料表」及「尋人啟事」樣本，照顧者可預先填寫長者的個人資料、身體特徵和日常生活習慣等。長者一旦走失，可將「長者資料表」交給警方作為報告失蹤或補充資料之用。而「尋人啟事」則可列印出來或上載至社交媒體，方便發放尋人消息。

「656 照顧者好幫搜」亦有尋人啟事範本，可預先準備患者的資料：

1. 近照

2. 姓名、年齡、性別、語言

3. 外貌特徵

4. 性格及行為特徵

5. 慣常出沒的時間和地點

6. 聯絡方法

7. 失蹤的時間和地點

第四步：親友留守

建議有一位親友留守家中，或通知住宅管理處及相熟的社區人士，以便患者自行回家時，有人應門或照料。

第五步：報警

可親臨警署、直接向警員求助、直接致電總區失蹤人口調查組或緊急熱線 999。報警時要準備走失者的近照、特徵、病歷、最後見面的地點、時間和衣著、常到的地方、是否患有任何長期病及所需服用藥物的名稱、親友資料等。

第六步：於社交媒體求助

在面書尋人或社交平台尋求協助，包括面書的地區群組，例如在大埔走失可試「大埔 TAI PO」、一些走失專頁例如「香港尋人」、照顧者面書和 WhatsApp 群組等。

第七步：巴士尋人

　　查詢患者常乘搭的公共交通工具機構。暫時只有九巴有尋人服務：照顧者撥打九巴的顧客服務熱線，然後按「8」字，便可向九巴提供失蹤長者資料。當長者用八達通拍卡登車時，車上的裝置會即時發出聲響，令車長得知該乘客是走失長者。九巴也會在「App1933 - KMB・LWB」手機應用程式刊登尋人啟事，讓乘客多加留意；當長者與家人團聚後，就會發出平安啟事。

　　另外，九巴也與耆智園合作，已在五個大型巴士站，裝設可追蹤免費藍牙裝置「守護蹤」訊號的「天使盒子」，如患者路經特定巴士站，盒子會透過「友里蹤跡」應用程式通知照顧者。

　　九巴顧客服務熱線：2745 4466

第八步：實地搜尋

手持患者特徵資料，在走失地點附近搜尋；嘗試前往患者的舊居、常去的地方及以往的工作地點。如長時間找不到，患者可能會肚餓，可嘗試到有食物或水的地方尋找。

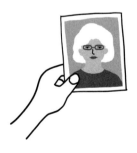

警方：報案毋須等 48 小時

　　新界北總區失蹤人口調查組高級督察楊少芳指出，市民或會有錯誤印象，以為失蹤個案需經 24 或 48 小時後才可向警方報案求助，事實是警方並無設此限制。

　　只要市民認為失蹤親友可能有生命危險，或屬四類高危人士（12 歲以下小童、有自殺傾向的人、精神病或情緒病患者，以及需定期服藥人士），就算失蹤數小時，也可即時報警求助，以免誤時失救。

　　警方失蹤人口調查組每年接獲逾三千宗案件，各區失蹤人口以長者及青少年為主，佔整體案件近半。警隊五大總區均設有調查組，由於新界北總區幅員最廣，遍及屯門、元朗、邊界及大埔警區，接

獲失蹤案是全港之冠。楊少芳還記得曾經連續四天找一位認知障礙症人士，由於失蹤者有可能上山，警方安排了近百人於山上搜索。「雖然最後只找到屍體，但對家人是一種欣慰，因為都想知是生是死。」

警方曾於 2017 年開展「與履同行」計劃，向長者派發可寫上個人資料的鞋貼。2020 年推行「與履同行 2.0」計劃，以 GPS 定位裝置尋找走失長者。

長者或家人可在鞋貼上填寫長者姓名和聯絡號碼，然後貼在鞋子內，例如綁鞋帶位置的內掩、鞋內墊底等。當警員發現疑似走失的長者，就會檢查鞋子。「警方想過，老人家平均只有三對鞋，特地找大腳汗的人試過，貼在鞋內，一張鞋貼可以用一年半載，而且不像電子晶片有私隱問題。」將軍澳安老服務大樓督導主任柯明蕙說。

照顧者報警經歷

現實又如何？看看照顧者分享兩次報警的經歷。

有照顧者分享在 2018 年，和丈夫在灣仔區乘搭巴士時，丈夫不慎走失。她前往灣仔警察總部報案，不同警員在半小時內輪流問她丈夫的資料，但一直沒有派出警員協助搜尋。最終，她收到丈夫來電，說已經回到家中。

在 2019 年，這位照顧者和一班朋友在中環碼頭集合打算到離島遊玩，一群人去完廁所後，其中一位朋友的丈夫走失了。她便陪同朋友到就近警署報案，報案的過程用了一小時，警員說需要等外勤的警車回到警署，才能出發搜索，但等了兩小時都未見車的蹤影。

綜合兩次經歷，這位照顧者覺得警署的警員並不太樂意協助搜尋走失老人，建議照顧者可以直接向路上的警察求助，讓他們馬上尋人會來得更快。

銀仔尋父十個貼士

銀仔老爸住在天水圍，試過分別在濕地公園和荔景的瑪嘉烈醫院尋回——他懂得去，但不懂得回家。

可是銀仔淡定地說：「就算老爸去了匪夷所思的地方，都不會令我驚訝，一次又一次的尋父我們已習以為常，只會更加熟習尋找的竅門，亦明白了怎樣跟出走的老爸溝通而減輕尋找的困難。」

七年來，她自言不會再手足無措，出發尋父時，深吸一口氣，步伐有致，從容不迫。

她有十個貼士：

1. 訓練患者視電話為隨身物品

可考慮在大門貼上顯眼「揮春」——「阿爸，出門前·帶電話！」

2. 訓練患者熟練使用電話，務必雙向訓練

- 鼓勵患者致電家人
- 每日一 call，定時致電患者
- 但要作最壞打算，可能有一天，患者會忘記電話是電話，忘記自己電話的響鈴聲而不接電話

3. 每天定時檢查患者的電話設定

- 定位功能常開

- 定位和相關功能有否更新

- 測試定位功能

- 電話電量是否足夠

4. 在患者常穿的衣物縫上織嘜

- 織嘜可以縫在外套、上衣和內衣等常穿衣物的
  衣領或衣袖。警察通常檢查患者這兩個位置

- 織嘜可織上患者姓名和一至兩位家人的聯絡
  電話

- 可找改衣店幫忙，在轉季前，將整批常穿衣
  物縫上織嘜

5. 可印製貼紙貼在常穿的鞋踭內

- 貼紙可印上患者姓名和家人聯絡電話
- 可考慮將貼紙貼在鞋舌內、鞋內側、鞋踭
- 貼紙損耗較快，必須幫助患者定期檢查鞋內貼紙是否齊全

6. 配戴防走失手鏈或項鏈

在手鏈或項鏈加上印有患者姓名和家人聯絡電話的吊飾。

7. 加上吊飾

如患者使用枴杖，可加上印有患者姓名和家人聯絡電話的吊飾。

8. 如患者有使用八達通習慣，可以記錄該八達通號碼

九巴已經推行八達通「尋人啟示」系統，失蹤長者上車拍卡即有警號提示車長通報。如果是自動增值八達通，當患者增值時，銀行會有紀錄，在哪間商店曾經使用該張八達通都可以是追蹤資訊。

9. 為患者拍照

每天出門前，建議照顧者為熱愛往外走的患者拍照，最好是全身照片。如果患者不願企定定被拍，出門時就趁機偷拍。如不幸走失，報失時，當天照片是最容易跟人溝通的工具。

10. 調節藥物和藥量

認知障礙症患者常遊走，嚴重者更可能走失，如果頻繁程度令家人的健康和日常生活受到影響，家人或可考慮跟醫生商量，調節藥物和藥量，希望減少患者的情緒和行為問題，但是必須留意服藥後的反應。

耆智園：改變家居及生活安排

賽馬會耆智園復康部主管陳國斌和註冊社工劉安俊有以下建議：

家中環境佈置

1. 避免將銀包、鎖匙、鞋架放近門口

這些物件容易誘發患者外出，可放在其他位置或用其他物件遮蓋。

2. 避免家中光線太光亮或太昏暗

- 患者的視力較差，光暗對比太大會令患者感到不安。如可使用啞光地板取代亮光地板。

- 避免家中有太多鏡面，當患者看到鏡像，或會產生錯覺，陷入混亂狀態。

- 使用可以調節光度的燈，夜晚不用開太光，避免患者誤以為是日間而外出。

3. 避免家中過於安靜或嘈吵

聲音的刺激會令患者不安，太安靜卻會覺得悶，建議在家中播放輕快音樂或電台節目。

4. 避免突然或頻密改變家中佈置

經常改動會令患者以為處於陌生地方，因而感到不安。如需作出改動，應先與患者交代和溝通。

5. 在大門加裝警報器

加裝感應門鈴或磁石警報器，當患者外出會即時發出聲響，提醒照顧者留意。

6. 掩飾大門

- 在大門上掛上門簾或將大門顏色改成與牆壁相近的「保護色」，可減少患者開門外出的機會。

- 如照顧者希望尋找職業治療師或社工上門視察，改善家居環境佈置，可查詢各區的長者地區中心及長者鄰舍中心。

日常生活安排

1. 安排有規律的時間表

為患者建立日常生活習慣，可滿足他們的需要，及讓他們心情穩定。

2. 確保患者在自己的視線範圍內

如患者外出時需如廁，避免讓他獨自找洗手間，應盡量陪同，或在廁所出口等候，以免患者迷路走失，或盡量外出前先讓患者在家中如廁。

3. 使用定位或尋人裝置

- 萬一患者走失，也可靠科技尋人，在患病初期就先教會患者如何使用。
- 交替使用不同的裝置，例如耗電量高的追蹤手錶可配合耗電量低的藍牙裝置。

可改善的家居及生活安排

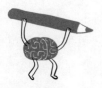

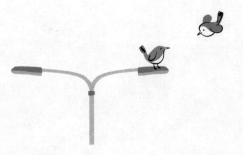

5 ｜ 遇到懷疑走失者

銀仔曾經在專欄分享爸爸兩次走失經驗：

2019 年 6 月晚上七時開飯時間，老媽來電：「你爸又走咗，未食飯，剛剛出門，話約咗人食飯。」銀仔知道老爸確診後已失去朋友，這只是出門的藉口：「他有帶電話？我現在回來。」

晚上出走，比日間更危險。銀仔馬上開 GPS
追蹤老爸的路線——他在屋苑的花園和外圍兜圈，
她心裡默默地希望老爸不要走遠……當她回到家的
附近時，希望他認得自己，可以扮偶遇……希望他
願意跟著回家。

從 GPS 軌跡看到，老爸已走到 600 米外的圖
書館大樓，如果再前行，就是貨櫃場，那裡人流少，
又少街燈，更難找到他。銀仔內心很焦急，就在這
時，老爸突然轉了方向，向著家的方向走去。

原來有路人看見老爸手中拿著電話，有點慌
張，說住在澳門，問怎樣行去。那路人從老爸的電
話找到老媽，還直接帶著老爸回屋苑。老媽在屋苑
大堂接回老爸，非常感謝路人：「我們談了一會，
她家中親戚亦有相似情況，明白當中難處。」

老爸之前曾走失一次，當時未有遇上有心的路

人。2018 年 12 月早上六時半，老爸趁大門解鎖、老媽梳洗時，不動聲色地出了門。老媽致電老爸，他說：「我左邊身好痛，去緊急症室。」十時老爸再致電老媽：「你去咗邊？我哋去邊度飲茶？」

當時 GPS 顯示老爸在荃灣綫地鐵來來回回團團轉，找不到方向。

「你喺邊度？旁邊有冇人？」老媽連忙問。

「先生，你可唔可以話我知這是哪裡？」老媽聽見老爸問路人。

「美孚站。」路人說。

「我想去元朗，請問怎樣行。」

「……」

「……」

兩人說了一會，老媽估計路人似乎沒法讓老爸明白要走的方向。

「你將電話交給嗰位先生，我跟他說。」老媽急得在電話裡叫阿爸，然後對路人說：「先生，唔好意思。我先生有老年癡呆症，你可以幫忙指一指方向嗎？我會沿途教他。」

「你做乜唔好好睇住佢，有病就留喺屋企啦！」路人劈頭一句訓話，隨即把電話交回老爸，轉身就走。

全民要幫手

認知障礙症的友善社區也得靠全民幫手，尤其初期症狀不易發現，照顧者對患者走失的警覺性不足。「好好生活百貨」店主 Elis 說，大部份來查詢追蹤器的人，都是家人曾經走失才考慮使用，身上沒有追蹤器的患者，走失了便只能靠好心人幫手。

一些患者本身獨居，或者照顧者也年紀大，不容易使用追蹤器，靠的只能是左鄰右里和社區。基督教服務處長期護理服務總主任周樂明坦言，他負責的中心及院舍都曾經有長者走失，附近管理員發現後轉告他們，卻未有幫忙尋人：「為什麼有長者沒帶錢也能乘坐巴士？車長為何不多問兩句？」

懷疑遇到走失長者？

耆智園副總經理崔志文曾為不少專業人士提供應對認知障礙症患者的訓練。他相信管理員、巴士司機，以至一般途人大部份非不願幫忙，只是他們不懂得如何幫。他建議可循三個步驟處理：

第一步：盡快取得對方稱呼以取信任

認知障礙症患者對不熟悉的人和物都容易感到不安，因而可能會發脾氣、或想走開。

崔志文建議看見四處張望、懷疑是走失的患者時，可先報上自己姓名，然後查詢稱呼，此後多稱呼對方，讓他感覺你們是互相認識的。取得信任後，才查問更多資訊，予以幫助，切忌心急「幫倒忙」。

第二步：避免抽象問題

「你住邊呀？」、「你從邊度嚟㗎？」等問題一般人聽起來簡單，但原來開放式問題、患者答不出答案的問題，也有可能令患者不安。

崔志文建議，發現患者回答不來，便改問些「一定答得出」的問題，慢慢建立他的安全感。例如：「你見唔見到前面有張凳？我哋過去坐好唔好？」、「你係咪帶咗個袋呀？（已經看見袋子）」。

成功穩定患者情緒後，可以問問題引導對方打開袋子，尋找電話或其家人聯絡方式。為免自己受懷疑，即使要拿起對方電話幫忙撥號，也必須每步交代清楚，讓患者繼續安心。

第三步：保護自己免受懷疑

　　最好是多找一位途人一起幫助並互相做證。若無法找到聯絡方法，最後一著便是報警處理。崔志文估計，整個過程約十分鐘，若久未獲信任，他也建議好心人在警察來到之前，問准對方盡量留在他身邊，至少可保安全。

社工：留意長者外觀

博愛醫院社會服務副總監（安老服務）單淑勤，多年來都在社區支援認知障礙症人士。她強調，認知障礙症中後期患者，簡短對答時也可以十分流暢，行動大致自如。當長者在街上有以下異狀時，可能是走失，不妨多加留心並上前關心：

1. 留意長者的神情

是否一臉茫然，六神無主地四處問路？

2. 留意長者的衣著

例如正值上班上學時間，婆婆卻只穿著家居服和拖鞋說要回家，是否有點奇怪？

3. 嘗試了解長者的行蹤

長者從哪裡出發？他要去那個地方的原因？

　　「當你有理由相信遇到的是走失長者，記得要先安撫長者的情緒，讓他感到安全。並且告訴長者你會找可信任的人幫手，然後報警求助。」單淑勤指出。

政府要制訂政策

香港目前有大約十萬名認知障礙症患者，當中八成處於初中期，預計未來隨著人口高齡化，患者人數可以多達 30 萬人，需要建立的，是認知障礙症的友善社區。

這需要政府有政策。

台灣

於 2013 年提出《失智症防治照護政策綱領》，為認知障礙友善社區訂定不同政策。其中，台灣內政部警政署以三大機制尋找失蹤長者：失蹤人口系統、人臉辨識系統和自願指紋建檔服務。由 2019 年開始，警政署與社會局和衛生局合作，定期到長期照護中心、醫療機構等蒐集認知障礙症長者的指紋。

南韓

為失蹤者建置資料庫，由南韓警察廳轄下的「行蹤不明者搜索中心」（National Police Agency's Center for Missing Persons）統一管理，並聯繫到政府機關、地方機構及福利團體。資料庫會記錄失蹤者的姓名、年齡、性別及臉部相片，並就失蹤者的臉部特徵及骨骼進行比對確認。

除了會通知相關部門及機構外，若家屬要求，失蹤者的資料也會即時刊登在「行蹤不明者搜索中心」官網。家屬也可預先為家人登記指紋，讓搜索人員在確認身份時，除了運用臉部辨識技術，還能利用指紋檔。

日本

　　厚生勞動省為身份不明、受收容保護的高齡認知障礙症患者，在官方網站設置了一個專頁。專頁按失蹤者所屬的都道府縣分類，按下相應連結便能瀏覽走失者的年齡、性別及身體特徵等資料。

　　部份市政府亦設立「事前登錄制度」，讓家屬可預先登記長者的個人資料及相片，當長者走失，系統會發放資料予合作的社區機構，動員社區力量尋人。

找回走失的親人

　　成功尋人後，照顧者或會感到激動、緊張。着智園對照顧者有以下提醒：

1. 正面接觸親人，避免從後方突然說話或拍打其肩膀，以免嚇到他們。

2. 保持眼神接觸、平靜從容的態度、溫和的聲線語氣。

3. 安撫情緒，避免責怪及詢問走失原因。

4. 需要時給予水、食物、更換衣物，並簡單檢查身體有否受傷。

5. 盡快帶親人返回他熟悉的環境，離開人多的地方，需要時前往求醫。

6. 於尋人或社交平台取消報失，並通知所有協助尋找的社區人士。

7. 親人適當休息後，檢視走失原因，改善預防走失的措施。

被照顧者走失後如何安撫

預防再度走失的措施

書籍編輯	陳曉蕾
書籍助理編輯	宋霖鈴
專題編採團隊	蕭煒春、曾文謙、余穎彤、劉偉琪
書籍設計	Half Room
插畫	@o_biechu

出版	大銀力量有限公司
	九龍油麻地上海街 433 號
	興華中心 21 樓 03-04 室
	bigsilver.org

發行	大銀力量有限公司
承印	森盈達印刷製作
印次	2022 年 10 月初版
規格	120mm×180mm　120 頁

BIG SILVER
COMMUNITY
大銀力量